CW00571430

KETO PARA MUJERES MAYORES DE 50 AÑOS

LAS RECETAS MÁS EFICACES PARA QUEMAR LA GRASA DEL VIENTRE, EQUILIBRAR LAS HORMONAS Y VIVIR UNA MENOPAUSIA SANA

(SPANISH EDITION)

Esmeralda Muñoz

Tabla de contenidos

Chapter 1. Recetas para el desayuno

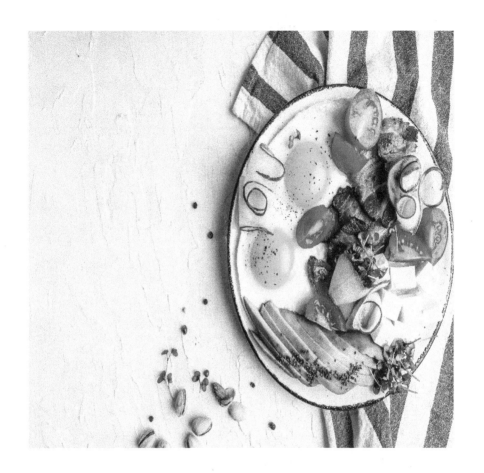

1. Wraps de pechuga de pollo al curry

Tiempo de preparación: 19 minutos

Tiempo de cocción: 0 minutos

Porciones: 2

Ingredientes:

- 6 onzas de pechuga de pollo cocida

- 1 manzana Gala o Granny Smith pequeña

- 2 cucharadas de yogur natural bajo en grasa

- 1 taza de mezcla de lechuga primaveral o lechuga tierna

- 1 cucharadita de mostaza de Dijon

- ½ cucharadita de curry suave en polvo

- 2 tortillas de trigo integral (de 8 pulgadas)

Preparación:

1. Azota de pollo, yogur, mostaza de Dijon y curry en polvo; revuelva bien para combinar. Agrega la manzana y revuelva hasta que se mezcle.

2. Divide la lechuga entre las tortillas y cubra cada una con la mitad de la mezcla de pollo. Enrolle al estilo burrito y sirva.

Nutrición:

5 g de grasa

18 g de carbohidratos

28 g de proteína

2. Filetes de salmón al horno con tomate y champiñones

Tiempo de preparación: 8 minutos.

Tiempo de cocción: 20 minutos.

Porciones: 2

Ingredientes:

- 2 (4 onzas) filetes de salmón con piel

- 2 cucharaditas de aceite de oliva, divididas

- ½ cucharadita de sal

- ¼ de cucharadita de pimienta negra recién molida

- ½ cucharadita de eneldo fresco picado

- ½ taza de tomate fresco cortado en cubitos

- ½ taza de champiñones frescos en rodajas

Preparación:

1. Prepara el horno a 375 °F y cubre una bandeja para hornear con papel de aluminio.

2. Con los dedos o una brocha de repostería, cubre ambos lados de los filetes con ½ cucharadita de aceite de oliva cada uno. Coloca el salmón con la piel hacia abajo en la sartén. Espolvorea sal y pimienta por igual por todos lados.

3. En un plato pequeño, mezcle la cucharadita restante de aceite de oliva, el tomate, los champiñones y el eneldo; revuelva bien para combinar. Vierte la mezcla sobre los filetes.

4. Dobla los lados y los extremos del papel de aluminio para sellar el pescado, coloca la sartén en la rejilla del medio del horno y hornee durante unos 20 minutos, o hasta que el salmón se desmenuce fácilmente.

Nutrición:

12 g de grasa

21 g de carbohidratos

25 g de proteína

3. Avena durante la noche con canela y especias

Tiempo de preparación: 1 hora.

Tiempo de cocción: 0 minutos

Porciones: 1

Ingredientes:

- 75 g de copos de avena

- 100 ml de leche

- 75 g de yogur

- 1 cucharadita de miel

- 1/2 cucharadita de extracto de vainilla

- 1/8 de cucharadita de canela molida Schwartz

- 20g de pasas

Preparación:

1. Incorpora bien todos los ingredientes. Deja enfriar durante la noche o al menos una hora.

2. Retira del frigorífico o calenta en el microondas de forma inmediata o lenta.

Nutrición:

15 g de carbohidratos

26 g de proteína

34 g de grasa

4. Cazuela mexicana

Tiempo de preparación: 6 minutos.

Tiempo de cocción: 50 minutos.

Porciones: 6

Ingredientes:

- 1 libra de carne molida magra

- 2 tazas de salsa

- 1 (16 onzas) lata de frijoles con chile, escurridos

- 3 tazas de totopos, triturados

- 2 tazas de crema agria

- 1 (2 onzas) lata de aceitunas negras en rodajas, escurridas

- 1/2 taza de cebolla verde picada

- 1/2 taza de tomate fresco picado

- 2 tazas de queso cheddar rallado

Preparación:

1. Prepara el horno a 350 grados Fahrenheit (175 grados Celsius).

2. En un wok grande a fuego medio, cocina la carne para que ya no esté rosada. Agrega la salsa, reduce el fuego y cocina a fuego lento durante 20 minutos o hasta que se absorba el líquido. Agrega los frijoles y caliente.

3. Espolvorea una fuente para hornear de 9x13 con aceite en aerosol. Vierte las tortillas picadas en la sartén y luego coloque la mezcla de carne encima. Vierte la crema agria sobre la carne y espolvoree con aceitunas, cebollas verdes y tomates. Cubre con queso cheddar.

4. Hornea en horno precalentado durante 30 minutos o hasta que esté caliente y burbujeante.

Nutrición:

43,7 g de grasa

32,8 g de carbohidratos

31,7 g de proteína

5. Pescado y espárragos al microondas con salsa de mostaza y estragón

Tiempo de preparación: 11 minutos.

Tiempo de cocción: 9 minutos.

Porciones: 2

Ingredientes:

- 12 onzas (340 g) de filetes de pescado

- 10 espárragos

- 2 cucharadas (30 g) de crema agria

- 1 cucharada (15 g) de mayonesa

- ¼ de cucharadita de estragón seco

- ½ cucharadita de Dijon

Preparación:

1. Dibuja la parte inferior de los espárragos y córtalos de forma natural. Coloca los espárragos en un plato de vidrio grande, agregue 1 cucharadita (15 ml) de agua y cubra con un plato. Microondas durante 3 minutos.

2. Mientras los espárragos están en el microondas, mezcla agrios, mayonesa, estragón y mostaza.

3. Retira los espárragos del horno microondas, retírelos del molde para pastel y déjelos a un lado. Drena el agua de la pista. Ponle el filete de pescado

4. Prepara el molde para esparcir 2 cucharadas (30 ml) de la mezcla de crema sobre ellos, tapar el pastel nuevamente y colocar el pescado en el microondas de 3 a 4 minutos. Abre el horno, retire el plato de la parte superior del molde para pastel y coloque los espárragos encima del pescado. Vuelve a cubrir el molde para pastel y cocine por otros 1-2 minutos.

5. Retira el molde para pastel del horno de microondas y retire el plato. Pon el pescado y los espárragos en una fuente para servir. Pica la salsa hervida en un plato sobre pescado y espárragos. Derrite cada uno con la salsa reservada y servir.

Nutrición:

4 g de carbohidratos

33 g de proteína

17 g de grasa

6. Cereal caliente abundante con bayas

Tiempo de preparación: 8 minutos.

Tiempo de cocción: 20 minutos.

Porciones: 4

Ingredientes:

- 4 tazas de agua

- 2 cucharadas de miel

- ½ cucharadita de sal

- ½ taza de arándanos frescos

- 2 tazas de copos de avena enteros

- ½ taza de frambuesas frescas

- ½ taza de nueces picadas

- taza de leche descremada

- cucharaditas de linaza

Preparación:

1. En una cacerola, hierve agua a fuego alto y agrega la sal.

2. Agrega la avena, las nueces y la linaza, luego reduce el fuego a bajo y cubra. Cocina de 16 a 20 minutos, o hasta que la avena alcance la consistencia deseada.

3. Divida la avena entre 4 tazones hondos y cubra cada uno con 2 cucharadas de arándanos y frambuesas. Agrega ½ taza de leche a cada tazón y sirva.

Nutrición:

15 g de grasa

17 g de carbohidratos

19 g de proteína

7. Batatas proteicas

Tiempo de preparación: 9 minutos

Tiempo de cocción: 46 minutos.

Porciones: 1

Ingredientes:

- 2 batatas

- 6 onzas. yogur griego natural

- ½ cucharadita sal

- 1/3 taza de arándanos secos

- ¼ de cucharadita pimienta negra

Preparación:

1. Pon el horno a 400 grados y pinche las batatas. Coloca en una placa de cocción y cocina durante 42 minutos.

2. Pica las patatas en dos y envuelve la carne en un bol y reservar la piel.

3. Revuelve la sal, la pimienta, el yogur y los arándanos.

4. Vierte la mezcla en la piel de las papas y sirva.

Nutrición:

11 g de grasa

15 g de carbohidratos

18g de proteína

8. Pasta Penne con verduras

Tiempo de preparación: 7 minutos.

Tiempo de cocción: 19 minutos.

Porciones: 2

Ingredientes:

- 1 cucharadita de sal, dividida

- ¾ taza de pasta Penne sin cocer

- 1 cucharada de aceite de oliva

- 1 cucharada de ajo picado

- 1 cucharadita de orégano fresco picado

- 1 taza de champiñones frescos en rodajas

- a tomates Cherry, cortados por la mitad

- 1 taza de hojas frescas de espinaca

- ½ cucharadita de pimienta negra recién molida

- 1 cucharada de queso parmesano rallado

Preparación:

1. En una cacerola grande, hierva 1 litro de agua. Agrega 1/2 cucharadita de sal y el bolígrafo, y cocine según las instrucciones del paquete durante 9 minutos. Escurrir, pero no enjuagar el bolígrafo, reservando aproximadamente una taza de agua de pasta.

2. Mientras tanto, en una sartén grande, calienta el aceite de oliva a fuego medio-alto. Agrega el ajo, el orégano y los champiñones y saltee durante 4 a 5 minutos, o hasta que los champiñones estén dorados.

3. Saltea los tomates y las espinacas, sazone con la ½ cucharadita de sal restante y la pimienta negra durante 4 minutos.

4. Cocina la pasta escurrida en la sartén, junto con 2 a 3 cucharadas de agua de pasta. Revolviendo constantemente, durante 2 a 3 minutos.

5. Divide la pasta en dos tazones poco profundos y espolvoree con el queso parmesano. Sirve caliente o temperatura ambiente.

Nutrición:

12 g de grasa

9 g de carbohidratos

19g de proteína

9. Tortilla de espinacas y queso suizo

Tiempo de preparación: 11 minutos.

Tiempo de cocción: 8 minutos.

Porciones: 2

Ingredientes:

- 1 cucharadita de aceite de oliva

- 6 claras de huevo grandes, batidas

- 1 taza de hojas tiernas de espinaca fresca

- 2 (1 onza) rebanadas de queso suizo bajo en grasa

- ½ cucharadita de sal

- ¼ de cucharadita de pimienta negra recién molida

Preparación:

1. En una sartén pequeña, cocina el aceite de oliva a fuego medio-alto. Saltea la espinaca, la sal y la pimienta durante 3 minutos, revolviendo con frecuencia.

2. Coloca las espinacas de manera uniforme en el fondo y transfiera las claras de huevo por encima, inclinando la sartén para cubrir bien las espinacas.

3. Cocina durante 4 minutos, rara vez tirando de los bordes de los huevos hacia el centro mientras inclina la sartén para permitir que el huevo crudo se extienda a los lados de la sartén.

4. Huevos de facturación. Coloca los cortes de queso suizo en la mitad de la tortilla y luego dale la vuelta para formar una media luna. Cocina por 1 minuto.

Nutrición:

8 g de grasa

12 g de carbohidratos

18 g de proteína

Chapter 2.   Recetas para el almuerzo

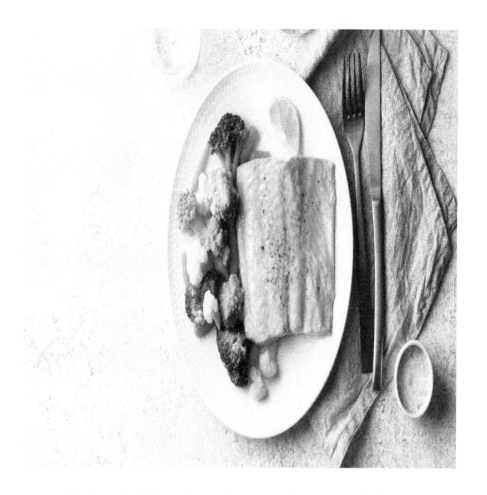

10. Sartén Keto de pollo y verduras arcoíris

Tiempo de preparación: 15 minutos.

Tiempo de cocción: 25 minutos.

Porciones: 4

Ingredientes:

- Spray antiadherente

- 1 libra, deshuesadas y sin piel de pechugas de pollo

- 1 libra, deshuesadas y sin piel de aeite de sésamo (1 cucharada)

- 2 cucharadas de salsa de soja

- 2 cucharadas de miel

- 2 pimientos rojo mediano, en rodajas

- 2 pimientos amarillo mediano, en rodajas

- (zanahorias medianas, en rodajas

- 1/2 cabeza de brócoli cortada

- cebollas rojas medianas y en rodajas

- 2 cucharada de AOVE

- Pimienta y sal al gusto

- 0.25 taza de pfresca, picada

Preparación:

1. Cubre la bandeja para hornear con aceite en aerosol y lleve el horno a una temperatura de 400 grados.

2. Pon el pollo en el medio de la hoja. Por separado, combine el aceite y la salsa de soja. Cepille la mezcla sobre el pollo.

3. Como muestra la imagen de arriba, separe las verduras en el plato. Espolvorea con aceite y luego revuélvelos suavemente para asegurarte de que estén cubiertos. Finalmente, condimente con pimienta y sal.

4. Coloca la bandeja en el horno y cocine durante unos 25 minutos hasta que todo esté tierno y listo.

5. Después de sacar del horno, decorar con perejil. Divida todo entre esos recipientes de preparación combinados con sus verduras favoritas.

Nutrición:

437 calorías

30 g de grasa

30 g de proteína

11. Fideos flacos de calabacín Bang-Bang

Tiempo de preparación: 15 minutos.

Tiempo de cocción: 15 minutos.

Porciones: 4

Ingredientes:

Para los fideos

- 4 calabacines medianos en espiral

- 1 cucharada. aceite de oliva

Para la salsa

- 0,25 taza + 2 cucharadas de yogur griego natural

- 0.25 taza + 2 cucharadas de mayonesa

- 0.25 taza + 2 cucharadas de salsa de chile dulce tailandesa

- 1,5 cucharaditas de miel

- 1,5 cucharaditas de Sriracha

- 2 cucharaditas de jugo de limón verde

-

Preparación:

1. Si estás usando carnes para este plato, como pollo o camarones, cocínelas primero y luego déjelas a un lado.

2. Vierte el aceite en una sartén grande a temperatura media.

3. Después de que el aceite se caliente, agregue los fideos de calabacín en espiral.

4. Cocina los "fideos" hasta que estén tiernos, pero aún crujientes.

5. Retirar del fuego, escurrir y dejar reposar durante al menos 10 minutos.

6. Combina las salsas juntas en ambas de tamaño grande hasta que estén perfectamente suaves.

7. Divide en 4 recipientes pequeños. Mezcle sus fideos con las carnes que haya cocinado y agréguelos a los recipientes de preparación de comidas.

Nutrición:

161 calorías

1 g de grasa

9 g de proteína

12. Ensalada César Keto

Tiempo de preparación: 15 minutos.

Tiempo de cocción: 0 minutos

Porciones: 4

Ingredientes:

- 1,5 tazas de mayonesa

- 3 cucharadas de vinagre de sidra de manzana / ACV

- 1 cucharadita de mostaza de Dijon

- 4 filetes de Anchoa

- 24 hojas de corazón de Romaine

- 4 onzas, picadas cortezas de cerdo

- Parmesano, para decorar

Preparación:

1. Coloca la mayonesa con ACV, mostaza y anchoas en una licuadora y procese hasta que quede suave y con aderezo.

2. Prepara hojas de lechuga romana y vierta el aderezo uniformemente. Cubre con chicharrones y disfrute.

Nutrición:

993 calorías

3g de fibra

86 g de grasa

13. Empanadas Keto de pollo Buffalo

Tiempo de preparación: 20 minutos.

Tiempo de cocción: 30 minutos.

Porciones: 6

Ingredientes:

Para la masa de empanadas

- 1 ½ tazas de queso mozzarella

- 3 onzas de queso crema

- 1 huevo batido

- 2 tazas de harina de almendras

Para el relleno de pollo búfalo

- 2 tazas de pollo desmenuzado cocido

- 2 cucharadas de mantequilla derretida

- 0.33 taza de salsa picante

Preparación:

1. Lleva el horno a una temperatura de 425 grados.

2. Coloca el queso y el queso crema en un plato apto para microondas. Microondas a intervalos de 1 minuto hasta que estén completamente combinados.

3. Revuelve la harina y el huevo en el plato hasta que esté bien combinado. Agrega harina adicional para darle consistencia, hasta que deje de pegarse a sus dedos.

4. Con otro tazón mediano, combine el pollo con la salsa y reserve.

5. Cubra una superficie plana con papel film o pergamino y espolvorea con harina de almendras.

6. Rocíe un rodillo para evitar que se pegue y úselo para aplastar la masa.

7. Haga formas circulares con esta masa con una tapa, una taza o un cortador de galletas. En caso de exceso de masa, vuelva a enrollar y repita el proceso.

8. Distribuya una cucharada de relleno en estos círculos de masa, pero manténgalos solo en la mitad.

9. Dobla la otra mitad para cerrar en forma de media luna. Presione en los bordes para sellarlos.

10. Colocar sobre una bandeja de cocción ligeramente engrasada y hornear durante unos 9 minutos hasta que se dore perfectamente.

Nutrición:

1217 calorías

96 g de grasa

74 g de proteína

14. Stromboli de pepperoni y queso cheddar

Tiempo de preparación: 15 minutos.

Tiempo de cocción: 20 minutos.

Porciones: 3

Ingredientes:

- 1.25 tazas de mozzarella

- 0.25 taza de harina de almendras

- 3 cucharadas de coco

- 1 cucharadita de condimento italiano

- 1 huevo grande; batido

- 6 onzas de Deli Ham en rodajas

- 2 onzas de pepperoni en rodajas

- 4 onzas de queso Cheddar rebanado

- 1 cucharada de mantequilla derretida

- 6 tazas de ensalada de verduras

Preparación:

1. Lo primero es lo primero, lleva el horno a una temperatura de 400 grados y preparar una bandeja para hornear con papel pergamino.

2. Usa el microondas para derretir la mozzarella hasta que se pueda revolver.

3. Mezcla las harinas y el condimento italiano en un tazón pequeño aparte.

4. Vierta el queso derretido y mezcle con pimienta y sal al gusto.

5. Agrega el huevo y procesa la masa con las manos. Viértalo en esa bandeja para hornear preparada.

6. Estire la masa con las manos o con un alfiler. Corta ranuras que marquen 4 rectángulos iguales.

7. Coloque el jamón y el queso sobre la masa, luego unte con mantequilla y cierre, poniendo el extremo del sello hacia abajo.

8. Hornee durante unos 17 minutos hasta que esté bien dorado. Cortar y servir.

Nutrición:

240 calorías

13 g de grasa

11 g de proteína

15. Cazuela de atún

Tiempo de preparación: 15 minutos.

Tiempo de cocción: 10 minutos.

Porciones: 4

Ingredientes:

- 16 onzas de atún en aceite, escurrido

- 2 cucharadas de mantequilla

- ½ cucharadita de sal,

- 1 cucharadita de pimienta negra,

- 1 cucharadita de Chile en polvo

- 6 tallos de Apio

- 1 pimiento verde

- 1 cebolla amarilla

- 4 onzas de queso parmesano, rallado

- 1 taza de mayonesa

Preparación:

1. Calenta el horno a 400 F

2. Pica muy finamente la cebolla, el pimiento morrón y el apio y sofríe en la mantequilla derretida durante cinco minutos.

3. Revuelva junto con el chile en polvo, el queso parmesano, el atún y la mayonesa.

4. Usa manteca de cerdo para engrasar un molde para hornear de ocho por ocho pulgadas o nueve por nueve pulgadas.

5. Agrega la mezcla de atún a las verduras fritas y vierta la mezcla en el molde para hornear.

6. Hornéalo durante veinte minutos.

Nutrición:

953 calorías

83 g de grasa

43 g de proteína

16. Gratinado de coles de Bruselas y hamburguesa

Tiempo de preparación: 15 minutos.

Tiempo de cocción: 20 minutos.

Porciones: 4

Ingredientes:

- , una libra Carne molida

- , ocho onzas, Tocinocortado en cubitos pequeños

- quince onzas de coles de Bruselas, cortadas por la mitad

- 1 cucharadita de sal

- 1 cucharadita de pimienta negra

- 1/2 cucharadita de tomillo

- 1 taza de queso cheddar rallado

- 1 cucharada de condimento italiano

- 4 cucharadas de crema agria

- 2 cucharadas de anteca

Preparación:

1. Calienta el horno a 425 F.

2. Fríe el tocino y las coles de Bruselas en mantequilla durante cinco minutos.

3. Agrega la crema agria y vierta esta mezcla en un molde para hornear engrasado de ocho por ocho pulgadas.

4. Cocina la carne molida y sazone con sal y pimienta, luego agregue esta mezcla a la bandeja para hornear.

5. Cubre con las hierbas y el queso rallado. Hornee por veinte minutos.

Nutrición:

770 calorías

62 g de grasa

42 g de proteína

17. Salsa boloñesa

Tiempo de preparación: 15 minutos.

Tiempo de cocción: 45 minutos.

Porciones: 10

Ingredientes:

- ¼ taza de vino blanco seco

- ¼ taza de perejil picado

- 1 libra cebolla blanca cortada en cubitos

- 1 cucharada. mantequilla, sin sal

- 2 libras de carne molida

- 2 zanahorias, en cubitos

- 3 hojas de laurel

- 4 onzas. panceta o tocino, picado

- 56 oz. tomates aplastados

- Sal marina y pimienta, al gusto

Preparación:

1. Precalienta una olla grande a fuego medio y dore el tocino o la panceta durante unos ocho minutos.

2. Agrega la mantequilla en la olla y agrega el apio y las zanahorias. Cocina hasta que estén suaves.

3. Agrega la carne molida a la olla, junto con sal y pimienta al gusto. Divida la carne en trozos mientras se dora.

4. Agrega el vino a la salsa y deja que se reduzca durante unos minutos.

5. Agrega los tomates triturados a la olla y revuelva bien, luego agregue las hojas de laurel, sal, pimienta y revuelva una vez más.

6. Tapa y deje hervir a fuego lento durante veinte minutos.

7. Agrega la crema a la olla y saque las hojas de laurel de la salsa.

Nutrición:

191 calorías

9 g de grasa

13 g de carbohidratos

18. Hamburguesas en sartén

Tiempo de preparación: 12 minutos.

Tiempo de cocción: 17 minutos.

Porciones: 3

Ingredientes:

- 24 onzas de carne molida

- Sal marina y pimienta, al gusto

- ½ cucharadita de polvo de ajo

- 6 rebanadas de tocino, cortado por la mitad

- 1 cebolla mediana, cortada en ¼ de rodajas

- 2 jalapeños, sin semillas y en rodajas

- 4 rebanadas de queso Pepper Jack

- ¼ taza de mayonesa

- 1 cucharada de salsa de chile

- ½ cucharaditde sxalsa inglesa

- 8 libra hojas de Boston o lechuga mantequilla

- 8 chips de pepinillo al eneldo

Preparación:

1. Prepara el horno a 425 °F y forre una bandeja para hornear con papel de aluminio antiadherente.

2. Mezcla la sal, la pimienta y el ajo con la carne molida y forme 4 hamburguesas con ella.

3. Forra las hamburguesas, las rodajas de tocino, las rodajas de jalapeño y las rodajas de cebolla en la bandeja para hornear y hornee durante unos 18 minutos.

4. Adorna cada hamburguesa con un trozo de queso y ponga el horno a hervir.

5. Asa durante 2 minutos, luego retire la sartén del horno.

6. Sirva una hamburguesa con 3 piezas de tocino, rodajas de jalapeño, rodajas de cebolla y la cantidad deseada de salsa con 2 chips de pepinillos y 2 piezas de lechuga.

Nutrición:

608 calorías

46 g de grasa

5 g de carbohidratos

19. Pollo asado con ajo y hierbas

Tiempo de preparación: 7 minutos.

Tiempo de cocción: 14 minutos.

Porciones: 5

Ingredientes:

- 1 ¼ libras pechugas de pollo, deshuesadas y sin piel

- 1 cucharada de mezcla de condimentos de ajo y hierbas

- 2 cucharaditas de aceite de oliva virgen extra

- Sal marina y pimienta, al gusto

Preparación:

1. Calienta una sartén para parrilla o su parrilla. Cubra las pechugas de pollo con un poco de aceite de oliva y luego espolvoree la mezcla de condimentos sobre ellas, frotándolas.

2. Cocina el pollo durante unos ocho minutos por lado y asegúrese de que el pollo haya alcanzado una temperatura interna de 165 °. ¡Sirve caliente con tus acompañamientos favoritos!

Nutrición:

187 calorías

6 g de grasa

1 g de carbohidratos

Chapter 3. Recetas de sopas

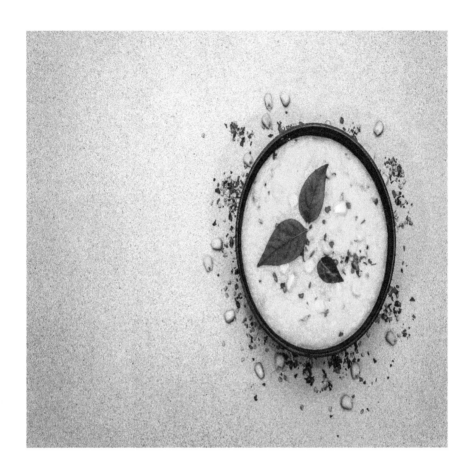

20. Rica sopa de pepino y aguacate con tomate

Tiempo de preparación: 10 minutos.

Tiempo de cocción: 0 minutos

Porciones: 4

Ingredientes:

- ½ taza de yogur griego natural

- 1 diente de ajo picado

- 1 cebolla pequeña picada

- 1 cucharada de cilantro picado

- 1½ tazas de agua

- 2 limones, en jugo

- 3 cucharadas de aceite de oliva

- 4 pepinos grandes, picados

- 2 tomates picados, para decorar

- 1 aguacate picado, para decorar

Preparación:

1. Pon todos los ingredientes, excepto el aguacate y los tomates, en un procesador de alimentos. Procesa durante 2 minutos o hasta que tenga una consistencia similar a una mousse.

2. Transfiere la sopa a un tazón grande, luego esparze el aguacate y los tomates encima.

3. Envuelve el recipiente en plástico y refrigere durante 2 horas antes de servir o sirve inmediatamente.

Nutrición:

344 calorías

26,2 g de grasa

10,2 g de proteína

21. Estofado de ternera con champiñones y cebollas

Tiempo de preparación: 15 minutos.

Tiempo de cocción: 30 minutos.

Porciones: 6

Ingredientes:

- 2 libras de solomillo de ternera

- 1 1/2 cucharaditas de sal marina

- 1/4 cucharadita de pimienta negra molida

- 1/4 taza de mantequilla

- 2 libras de champiñones blancos picados

- 1 cebolla amarilla mediana picada

- 5 dientes de ajo machacados

- 1/4 taza de pasta de tomate

- 1 lata de 10 onzas de crema de champiñones

- 4 tazas de caldo de res

- 2 cucharaditas de hojuelas de perejil seco

- 1/2 cucharadita de orégano seco

Preparación:

1. Sazone la carne. Déjalo reposar durante 10 minutos.

2. Cocina 1 cucharada de mantequilla en un horno holandés o en una olla. Cocina la carne de res durante 3 a 5 minutos.

3. Retira la carne. Dejar de lado. Derrite la mantequilla restante en la misma olla.

4. Una vez que la mantequilla se derrita, saltea los champiñones, las cebollas y el ajo. Cocina hasta que los champiñones se ablanden.

5. Agrega la carne. Cocine por 2 minutos.

6. Agrega la pasta de tomate, el perejil, el orégano y el caldo de res. Revuelva y deje hervir. Tapa y cocine a fuego lento 60 min.

7. Revuelve la crema de champiñones durante 2 a 3 minutos.

8. Apaga el fuego. Transfiera a un plato para servir. ¡Comparte y disfruta!

Nutrición:

452 calorías

2 g de carbohidratos

49 g de proteína

22. Trucha asada con mantequilla y Bok Choy salteada

Tiempo de preparación: 15 minutos.

Tiempo de cocción: 30 minutos.

Porciones: 6

Ingredientes:

- 1/2 cucharada de miel

- 1 cucharada de salsa de soya Tamari

- 1 diente de ajo grande

- 3/4 cucharadita de chile en polvo

- 1 filete (6 oz) de trucha de pescado

- 2 cabezas Baby Bok Choy

- 1/2 cucharadita aceite de sésamo

- 1/4 cucharadita hojuelas de pimiento picante

Preparación:

1. Prepara el horno a 425 grados F y forra una bandeja para hornear con papel pergamino.

2. Azota la miel, la media cucharada del tamari, el ajo picado y el chile en polvo.

3. Coloca la trucha arcoíris con la piel hacia abajo sobre papel pergamino y sazone. Usa un cepillo para esparcir la mezcla de ajo y miel sobre el pescado.

4. Mezcla el bok choy en un tazón grande para mezclar y rocía con el tamari restante y el aceite de sésamo.

5. Coloca el bok choy en una bandeja para hornear y organícelo alrededor de la trucha arcoíris.

6. Hornea por 12 a 15 minutos.

Nutrición:

352 calorías

2 g de carbohidratos

42,5 g de proteína

23. Sopa de coliflor con tocino o tofu

Tiempo de preparación: 20 minutos.

Tiempo de cocción: 60 minutos.

Porciones: 8

Ingredientes:

- 1 coliflor de cabeza mediana

- 2 cucharadas de aceite de oliva virgen extra

- 2 zanahorias

- 3 tallos de apio

- 2 chalotes

- 3 dientes de ajo

- 1 libra de tofu sedoso

- 3 cucharadas de salsa de soja elaborada tradicionalmente Kikkoman

- 8 tazas de caldo de verduras

Preparación:

1. Precalienta el asador a 425°F.

2. Forra una hoja de preparación con papel de aluminio.

3. Coloca los floretes de coliflor en la hoja de preparación y espolvoree con 1 cucharada de aceite de oliva.

4. Asa la coliflor durante unos 40 minutos, volteando parte del tiempo de cocción o hasta que tenga un color terroso brillante y delicado. Expulsa del asador.

5. Mientras tanto, en una olla de sopa enorme, calienta 1 cucharada de aceite de oliva a fuego medio.

6. Incluya zanahorias, apio y chalotas.

7. Saltea durante unos 5 minutos, mezclando regularmente, hasta que las verduras transpiren y se relajen, pero no tengan un color terroso.

8. Incluye el ajo y sofreír un momento más.

9. Incluye el tofu, separándolo en la olla.

10. Incluye salsa de soja y caldo.

11. Llevar a un guiso.

12. Cuando la coliflor esté cocida a fuego lento, agrega la coliflor a la olla.

13. Calienta hasta el punto de ebullición, en ese punto disminuir a un guiso durante 5-10 minutos.

14. Expulsa la olla del fuego.

15. Mezcla la sopa con cuidado, utilizando una licuadora de inmersión, hasta que quede suave.

16. Coloca la sopa en tazones y cubra con cebollino y tocino desintegrado.

17. Presenta con un panecillo de baguette entero seco caliente.

Nutrición:

541 calorías

4 g de carbohidratos

34 g de proteína

24. Sopa griega de huevo y limón con pollo

Tiempo de preparación: 5 minutos.

Tiempo de cocción: 30 minutos.

Porciones: 4

Ingredientes:

- 4 tazas de agua

- ¾ libras coliflor

- 1 libra de muslos de pollo deshuesados

- 1/3 libra de mantequilla

- 4 huevos

- 1 limón

- 2 cucharadas perejil fresco

- 1 hoja de laurel

- 2 cubos de caldo de pollo

- Sal y pimienta al gusto

Preparación:

1. Corta el pollo en rodajas finas y luego colócalo en una cacerola mientras agregas agua fría y los cubos y la hoja de laurel. Deje que la carne hierva a fuego lento durante 10 minutos antes de retirarla y la hoja de laurel.

2. Ralla tu coliflor y colócalo en una cacerola. Agrega la mantequilla y deja hervir por unos minutos.

3. Bate los huevos y el jugo de limón en un bol, mientras lo condimenta.

4. Reduce un poco el fuego y agregar los huevos, revolviendo continuamente. Deja hervir a fuego lento, pero no hierva.

5. Devuelve el pollo.

Nutrición:

582 calorías

49g de grasas

31g de proteína

Chapter 4. Recetas de acompañamientos y salsas

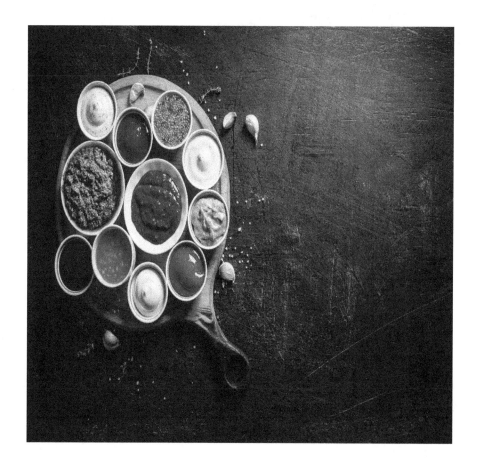

25. Papas fritas de aguacate

Tiempo de preparación: 10 minutos.

Tiempo de cocción: 5 minutos.

Porciones: 3

Ingredientes:

- 3 aguacates

- 1½ tazas de aceite de girasol

- 1½ tazas de harina de almendras

Preparación:

1. Mezcla la harina de almendras con sal, pimienta y cayena. En otro tazón, bate los huevos con una pizca de sal y pimienta.

2. Sumerge los trozos de aguacate en huevo y luego en la mezcla de harina de almendras. Calienta una sartén con el aceite a fuego medio-alto, agrega las papas fritas de aguacate y cocínalas hasta que estén doradas.

3. Colocar en toallas de papel, escurrir la grasa, dividir entre platos y servir.

Nutrición:

200 calorías

43 g de grasa

4 g de fibra

26. Coliflor Asado

Tiempo de preparación: 10 minutos.

Tiempo de cocción: 25 minutos.

Porciones: 6

Ingredientes:

- 1 cabeza de coliflor, separada en floretes

- 1/3 taza de queso parmesano rallado

- 1 cucharada de perejil fresco picado

- 3 cucharadas de aceite de oliva

- 2 cucharadas de aceite de oliva virgen extra

Preparación:

1. En un bol, mezcla el aceite con el ajo, la sal, la pimienta y los floretes de coliflor.

2. Mezcla para cubrir bien, extiende esto en una bandeja para hornear forrada, colócalo en un horno a 450°F y hornea por 25 minutos, revolviendo hasta la mitad. Agrega el queso parmesano y el perejil, revuelve y cocina por 5 minutos.

3. Dividir en platos y servir.

Nutrición:

118 calorías

2 g de grasa

3 g de fibra

27. Hongos y espinacas

Tiempo de preparación: 10 minutos.

Tiempo de cocción: 10 minutos.

Porciones: 4

Ingredientes:

- 10 onzas de hojas de espinaca

- 14 onzas de champiñones

- 2 dientes de ajo

- ½ taza de perejil fresco

- 1 cebolla

- 4 cucharadas de aceite de oliva

- 2 cucharadas de vinagre balsámico

Preparación:

1. Calienta una sartén con el aceite a fuego medio-alto, agrega el ajo y la cebolla, revuelve y cocina por 4 minutos.

2. Agrega los champiñones, revuelve y cocina por 3 minutos.

3. Agrega las espinacas, revuelve y cocina por 3 minutos.

4. Agrega el vinagre, la sal y la pimienta, revuelve y cocina por 1 minuto.

5. Agrega el perejil, revuelve, divide en platos y sirve.

Nutrición:

200 calorías

4 g de grasa

6 g de fibra

28. Tzatziki

Tiempo de preparación: 10 minutos.

Tiempo de cocción: 0 minutos

Porciones: 8

Ingredientes:

- ½ taza de pepino rallado, escurrido

- 1 cucharadita de sal

- 1 cucharada de aceite de oliva

- 1 cucharada de menta fresca, finamente picada

- 2 dientes de ajo

- 1 taza de yogur griego con toda la grasa

- 1 cucharadas de jugo de limón

Preparación:

1. Coloca el pepino rallado en un colador durante una hora o exprime la humedad a través de una gasa.

2. Mezcla todos los ingredientes en un tazón mediano.

3. Refrigerar.

4. Úsalo como salsa de verduras, salsa para verduras deshidratadas o salsa para cordero, ternera o pollo. También es un acompañamiento perfecto para la calabaza de verano frita.

Nutrición:

79 calorías

3 g de carbohidratos

1 g de proteína

Chapter 5.   Recetas para la cena

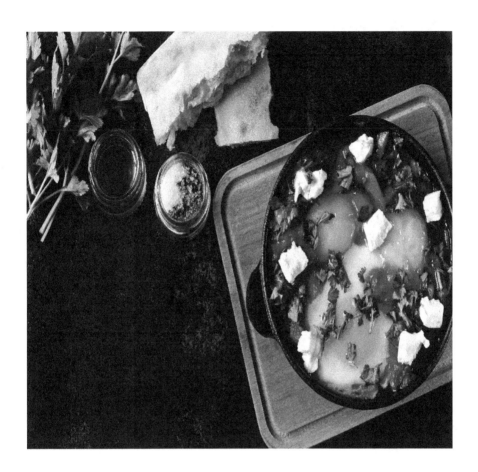

29. Sopa rápida de calabaza

Tiempo de preparación: 10 minutos.

Tiempo de cocción: 20 minutos.

Porciones: 5

Ingredientes:

- 1 taza de leche de coco

- 2 tazas de caldo de pollo

- 6 tazas de calabaza al horno

- 1 cucharadita de ajo en polvo

- 1 cucharadita de canela en polvo

- 1 cucharadita de jengibre seco

- 1 cucharadita de nuez moscada

- 1 cucharadita de pimentón

- Crema agria o yogur de coco, para cubrir

- Semillas de calabaza, tostadas, para decorar

Preparación:

1. Combina la leche de coco, el caldo, la calabaza horneada y las especias en una olla para sopa (usa fuego medio). Revuelve ocasionalmente y cocina a fuego lento durante 15 minutos.

2. Con una licuadora de inmersión, licúa la mezcla para sopa durante 1 minuto.

3. Cubre con crema agria o yogur de coco y semillas de calabaza.

Nutrición:

123 calorías

9,8 g de grasa

3,1 g de proteína

30. Sopa de aguacate fresco

Tiempo de preparación: 5 minutos.

Tiempo de cocción: 10 minutos.

Porciones: 2

Ingredientes:

- 1 aguacate maduro

- 2 hojas de lechuga romana

- 1 taza de leche de coco, fría

- 1 cucharada de jugo de lima

- 20 hojas de menta fresca

Preparación:

1. Mezcla bien todos tus ingredientes en una licuadora.

2. Enfría en la nevera durante 5-10 minutos.

Nutrición:

280 calorías

26 g de grasa

4 g de proteína

31. Pollo cremoso al ajo

Tiempo de preparación: 5 minutos.

Tiempo de cocción: 15 minutos.

Porciones: 4

Ingredientes:

- 4 pechugas de pollo

- 1 cucharadita de ajo en polvo

- 1 cucharadita de pimentón

- 2 cucharadas de mantequilla

- 1 cucharadita de sal

- 1 taza de crema espesa

- ½ taza de tomates secos

- 2 dientes de ajo

- 1 taza de espinaca

Preparación:

1. Licúa el pimentón, el ajo en polvo y la sal y espolvorea por ambos lados del pollo.

2. Derretir la mantequilla en una sartén (elegir a fuego medio). Agrega la pechuga de pollo y sofríe durante 5 minutos por cada lado. Dejar de lado.

3. Agrega la crema espesa, los tomates secados al sol y el ajo a la sartén y mezcla bien para combinar. Cocina por 2 minutos. Agrega la espinaca y saltee por 3 minutos más. Regresa el pollo a la sartén y cúbralo con la salsa.

Nutrición:

280 calorías

26 g de grasa

4 g de proteína

32. Cheesecake de coliflor

Tiempo de preparación: 20 minutos.

Tiempo de cocción: 30 minutos.

Porciones: 6

Ingredientes:

- 1 cabeza de coliflor

- 2/3 taza de crema agria

- 4 oz de queso crema, ablandado

- 1½ taza de queso cheddar

- 6 piezas de tocino

- 1 cucharadita de sal

- ½ cucharadita de pimienta negra

- ¼ de taza de cebolla verde

- ¼ de cucharadita de ajo en polvo

Preparación:

1. Precalienta el horno a 350 °F.

2. Hervir los floretes de coliflor durante 5 minutos.

3. En un tazón aparte combina el queso crema y la crema agria. Mezcla bien y agrega el queso cheddar, los trozos de tocino, la cebolla verde, la sal, la pimienta y el ajo en polvo. Coloca los floretes de coliflor en el tazón y combina con la salsa.

4. Coloca la mezcla de coliflor en la bandeja para hornear y hornee durante 15-20 minutos.

Nutrición:

320 calorías

26 g de grasa

15 g de proteína

33. Cuenco de cerdo chino

Tiempo de preparación: 5 minutos.

Tiempo de cocción: 15 minutos.

Porciones: 4

Ingredientes:

- 1¼ libras de panceta de cerdo

- 2 cucharadas de salsa de soja tamari

- 1 cucharada de vinagre de arroz

- 2 dientes de ajo machacados

- 3 oz de mantequilla

- 1 libra de coles de Bruselas

- ½ puerro picado

Preparación:

1. Freír la carne de cerdo a fuego medio-alto hasta que empiece a dorarse.

2. Combina los dientes de ajo, la mantequilla y las coles de Bruselas. Agrega a la sartén, bate bien y cocina hasta que los brotes se doren.

3. Mezcla la salsa de soja y el vinagre de arroz y vierte la salsa en la sartén.

4. Espolvorear con sal y pimienta.

5. Cubre con puerro picado.

Nutrición:

993 calorías

97 g de grasa

19 g de proteína

34. Mezcla de pavo y pimiento

Tiempo de preparación: 20 minutos.

Tiempo de cocción: 0 minutos

Porciones: 1

Ingredientes:

- 1 libra de lomo de pavo

- 1 cucharadita de sal, dividida

- 2 cucharadas de aceite de oliva extra virgen

- ½ cebolla dulce, en rodajas

- 1 pimiento rojo cortado en tiras

- 1 pimiento amarillo, cortado en tiras

- ½ cucharadita de condimento italiano

- ¼ de cucharadita de pimienta negra molida

- 2 cucharaditas de vinagre de vino tinto

- 1 lata de 14 onzas para triturar tomates

Preparación:

1. Espolvorea ½ cucharadita de sal sobre tu pavo. Vierte 1 cucharada de aceite en la sartén y caliéntalo. Agrega los filetes de pavo y cocina durante 1-3 minutos por lado. Dejar de lado.

2. Coloca la cebolla, los pimientos morrones y la sal restante en la sartén y cocina por 7 minutos, revolviendo todo el tiempo. Espolvorea con condimento italiano y agregua pimienta negra. Cocina por 30 segundos. Agrega los tomates y el vinagre y sofríe la mezcla durante unos 20 segundos.

3. Regresa el pavo a la sartén y vierte la salsa sobre él. Cocina a fuego lento durante 2-3 minutos.

4. Cubre con perejil picado y albahaca.

Nutrición:

230 calorías

8 g de grasa

30 g de proteína

35. Langostinos al ajillo

Tiempo de preparación: 5 minutos.

Tiempo de cocción: 10 minutos.

Porciones: 4

Ingredientes:

- 1 libra de camarones

- 3 cucharadas de aceite de oliva

- 1 bulbo de chalota, en rodajas

- 4 dientes de ajo picados

- ½ taza de Pinot Grigio

- 4 cucharadas de mantequilla con sal

- 1 cucharada de jugo de limón

- ½ cucharadita de sal marina

- ¼ de cucharadita de pimienta negra

- ¼ de cucharadita de hojuelas de pimiento rojo

- ¼ taza de perejil picado

Preparación:

1. Vierte el aceite de oliva en la sartén previamente calentada. Agrega el ajo y las chalotas y sofríe durante unos 2 minutos.

2. Combina el Pinot Grigio, la mantequilla con sal y el jugo de limón. Vierte esta mezcla en la sartén y cocine por 5 minutos.

3. Coloca el perejil, la pimienta negra, las hojuelas de pimiento rojo y la sal marina en la sartén y mezcla bien.

4. Agrega los camarones y fríelos hasta que estén rosados (unos 3 minutos).

Nutrición:

344 calorías

7 g de grasa

32g de proteína

36. Chuletas de cerdo con cebolla española

Tiempo de preparación: 15 minutos.

Tiempo de cocción: 15 minutos.

Porciones: 4

Ingredientes:

- 1 cucharada de aceite de oliva

- 2 chuletas de cerdo

- 1 pimiento, desvenado y en rodajas

- 1 cebolla española picada

- 2 dientes de ajo picados

- 1/2 cucharadita de salsa picante

- 1/2 cucharadita de mostaza

- 1/2 cucharadita de pimentón

Preparación:

1. Fríe las chuletas de cerdo durante 3 a 4 minutos hasta que estén doradas y crujientes por ambos lados.

2. Baja la temperatura a media y agrega el pimiento morrón, la cebolla española, el ajo, la salsa picante y la mostaza; Continúa cocinando hasta que las verduras se ablanden, durante 3 minutos más.

3. Espolvorea con pimentón, sal y pimienta negra. ¡Sirve inmediatamente y disfruta!

Nutrición:

403 calorías

24,1 g de grasa

3,4 g de carbohidratos

37. Ragú de cerdo rico y fácil

Tiempo de preparación: 15 minutos.

Tiempo de cocción: 15 minutos.

Porciones: 4

Ingredientes:

- 1 cucharadita de manteca de cerdo derretida a temperatura ambiente

- 3/4 de libra de manteca de cerdo

- 1 pimiento morrón rojo

- 1 chile poblano

- 2 dientes de ajo

- 1/2 taza de puerros

- 1/2 cucharadita de semillas de mostaza

- 1/4 de cucharadita de pimienta gorda molida

- 1/4 de cucharadita de semillas de apio

- 1 taza de caldo de verduras asadas

- 2 tomates maduros, en puré

Preparación:

1. Derrite la manteca de cerdo en una olla a fuego moderado. Una vez calientes, cocina los cubos de cerdo durante 4 a 6 minutos, revolviendo ocasionalmente para asegurar una cocción uniforme.

2. Luego, agrega las verduras y continúa cocinando hasta que estén tiernas y fragantes. Agrega la sal, la pimienta negra, las semillas de mostaza, la pimienta de Jamaica, las semillas de apio, el caldo de verduras asadas y los tomates.

3. Reduce el fuego a fuego lento. Deja hervir a fuego lento durante 30 minutos más o hasta que todo esté bien caliente. Sirve en tazones individuales y sirva caliente. ¡Buen provecho!

Nutrición:

389 calorías

24,3 g de grasa

5,4 g de carbohidratos totales

Chapter 6.   Recetas de postres

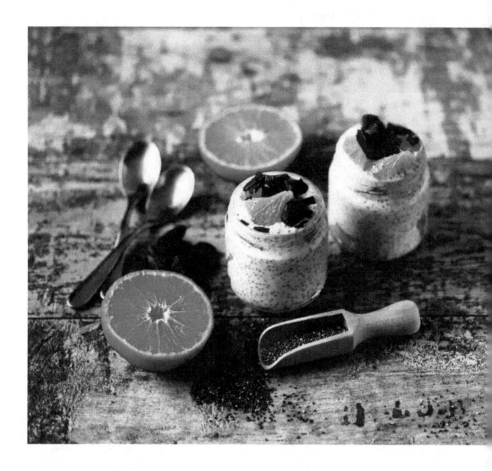

38. Yogur helado de aguacate

Tiempo de preparación: 10 minutos.

Tiempo de cocción: 10 minutos

Porciones: 4

Ingredientes:

- 2 ½ tazas de nata para montar (sin azúcar)

- 1 taza de yogur griego

- 1 cucharada de extracto de cereza (sin azúcar)

- 1 cucharadita de Stevia en polvo

- 1 cucharada de polvo de arrurruz

- ½ aguacate, cortado en trozos

- 1 onza de Gelatina

Preparación:

1. En un tazón grande, combina el yogur griego, el extracto de cereza, la stevia y el polvo de arrurruz y 2 tazas de crema batida. Con una batidora eléctrica, licúa durante 2-3 minutos a alta velocidad. Vierte la mezcla en vasos para servir y colócala en el congelador durante 30-40 minutos.

2. Hervir la gelatina con una taza de agua. Revuelve bien para disolver la gelatina por completo. Cuando esté listo, retira del fuego y deja que la gelatina se enfríe a temperatura ambiente.

3. Pica el aguacate en trozos pequeños después de cortarlos por la mitad y quitarles la piel. Dejar de lado.

4. Agrega 2 cucharadas de gelatina sobre el yogur helado. Pon también algunos trozos de aguacate. Poner el resto de la nata montada y volver a colocar en el congelador por otros 15 minutos.

5. Servir frío.

Nutrición:

285 calorías

13g de proteína

24 g de grasa

39. Pastel de taza de arándanos

Tiempo de preparación: 3 minutos.

Tiempo de cocción: 2 minutos.

Porciones: 2

Ingredientes:

- 2 cucharadas de harina de coco

- ½ cucharadita de levadura en polvo

- 25 gramos de arándanos frescos

- 1 huevo grande

- 2 cucharadas de queso crema

- 1 cucharada de mantequilla

- 15-20 gotas de Stevia líquida

- ¼ de cucharadita de sal del Himalaya

Preparación:

1. Agrega la mantequilla y el queso crema a una taza y cocine en el microondas durante 20 segundos. Mezclar con un tenedor.

2. Agrega el polvo de hornear, la harina de coco y la stevia y combina con un tenedor.

3. Agrega el huevo y combina.

4. Agrega la sal y los arándanos frescos y dobles suavemente.

5. Microondas durante 90 segundos.

6. Come directamente de la taza o colóquelo en un plato. Para mayor sabor en polvo con viraje en polvo.

Nutrición:

345 calorías

10 g de proteína

29 g de grasa

40. Helado de ricotta

Tiempo de preparación: 10 minutos.

Tiempo de cocción: 20 minutos.

Porciones: 8

Ingredientes:

- 2 tazas de queso fresco

- 2 tazas de leche de almendras sin azúcar

- 1/8 cucharadita de canela molida

- 1/8 cucharadita de nuez moscada molida

- 1 taza de eritritol

- 5 yemas de huevo orgánicas grandes

- 1 taza de crema espesa

Preparación:

1. Forra un colador con una gasa y colóquelo sobre un tazón.

2. Coloca el queso ricotta en un colador.

3. Refrigera el tazón de queso ricotta durante la noche para escurrir.

4. En una sartén mediana, mezcla la leche de almendras, la canela y la nuez moscada a fuego medio-bajo y cocine a fuego lento.

5. Retirar la sartén del fuego y reservar.

6. En un bol, agrega el eritritol y las yemas de huevo y con una batidora eléctrica, bate a velocidad alta hasta que espese y amarillo pálido.

7. Agrega la mitad de la mezcla de leche tibia y bata hasta que esté bien combinado.

8. Transfiere la mezcla a la sartén con la mezcla de leche restante.

9. Regresa la sartén a fuego lento y cocina hasta que la mezcla se espese, revolviendo continuamente.

10. Retira la sartén del fuego e inmediatamente, agrega la crema espesa.

11. Coloca un colador fino sobre un bol.

12. Cuela la mezcla de leche en el bol y enfríe sobre un baño de hielo.

13. Ahora, con la batidora eléctrica, bate la mezcla por completo.

14. Transfiere la mezcla a una máquina para hacer helados y congele de acuerdo con las instrucciones del fabricante.

15. Ahora, transfiere la mezcla a un recipiente sellable y congele hasta que esté completamente listo antes de servir.

Nutrición:

181 calorías

14,2 g de grasa

9,3 g de proteína

41. Mousse de limón

Tiempo de preparación: 10 minutos.

Tiempo de cocción: 0 minutos

Porciones: 4

Ingredientes:

- ¼ taza de jugo de limón fresco

- 8 onzas de queso crema, ablandado

- 1 taza de crema espesa

- 1/8 cucharadita de sal

- ½-1 cucharadita de stevia líquida de limón

Preparación:

1. Coloca el jugo de limón y el queso crema en una licuadora y presione hasta que quede suave.

2. Agrega los ingredientes restantes y presione hasta que estén bien combinados y esponjosos.

3. Transfiere la mezcla a vasos para servir y refrigera para enfriar antes de servir.

Nutrición:

305 calorías

32 g de grasa

9,3 g de proteína

CPSIA information can be obtained
at www.ICGtesting.com
Printed in the USA
BVHW010847150621
609627BV00002B/98